Demenz und Validation

Demenz und Validation

Ein Ratgeber für pflegende Angehörige

Stefan Hagedorn

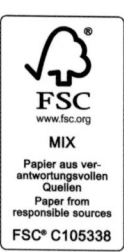

Bibliografische Information der Deutschen
Nationalbibliothek:
Die Deutsche Nationalbibliothek verzeichnet diese
Publikation in der Deutschen Nationalbibliografie;
detaillierte bibliografische Daten sind im Internet über
http://dnb.d-nb.de abrufbar

Texte/Umschlag: © 2022 Stefan Hagedorn
www.stefanhagedorn.com
Satz, Herstellung und Verlag:
BoD – Books on Demand, Norderstedt

ISBN: 978-3-7557-9168-3

Über den Autor

Nun erzähle ich ein paar Dinge über mich.

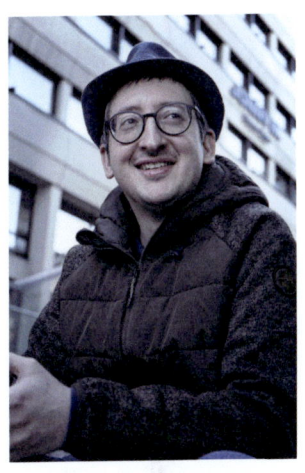

Im schönen Thüringen begann ich 2007 meine Ausbildung, nachdem ich zuvor ein Jahr als FSJler gearbeitet hatte, und beendete die Ausbildung zum Altenpfleger 2010. Ich arbeitete unter anderem in Berka/Werra und Eisenach. Anschließend arbeitete ich bis September 2015 bei einer Zeitarbeitsfirma und kam in ganz Deutschland herum. Ich lernte in verschiedenen Einrichtungen sehr viel dazu. Ich greife auf langjährige Pflegeerfahrung zurück. Von September 2019 bis September 2021 befand ich mich in Elternzeit und arbeite seit Januar 2022 in einer neu eröffneten Tagespflege.

Heute wohne ich mit meiner kleinen Familie in Baden-Württemberg.

Nebenbei bin ich als Schriftsteller tätig.

Inhaltsverzeichnis

Disclaimer

Vorweg möchte ich dir sagen, dass ich nicht gendere. Aus Gründen der Einfachheit und der Tatsache, dass mehr Frauen betroffen sind (einfach, weil Männer meist vor ihrer Partnerin sterben), bediene ich mich ausschließlich des generischen Femininum. Also der weiblichen Form. Ich meine immer auch alle Männer mit.

Alles, was ich hier schreibe, resultiert aus meinem Fachwissen, meinen Erfahrungen in der Pflege und Betreuung demenziell erkrankter Menschen sowie Gesprächen mit dieser Gruppe und deren Angehörigen.

Ich erhebe mit diesem Buch nicht den Anspruch, eine professionelle Beratung zu ersetzen, und erhebe auch keinen Anspruch auf Vollständigkeit.

Stefan Hagedorn

Einleitung

Du steckst wahrscheinlich in einer sehr schwierigen Situation. Du hast eine demente Angehörige, sei es Vater, Mutter, Bruder, Schwester, Onkel, Tante, Großelternteil oder wer anderes.

Es ist eine riesige Herausforderung, und du stößt immer wieder an deine Grenzen, zumal dich das Ganze emotional sehr mitnimmt.

So ging es mir auch schon. Sogar als professionelle Pflegekraft ist man vor Ratlosigkeit und Überforderung nicht immer gefeit.

Also mach dir selber keinen Druck, und sei nicht so hart zu dir selbst. Es ist absolut verständlich, wenn du es nicht durchhältst. Aber wenn du es versuchst, dann hast du schon viel gewonnen.

Wichtig ist nur eins, egal wie schwer und herausfordernd diese Situation auch ist:

Du schaffst das, glaub an dich!

Ich hoffe, dass dieses kleine Buch dir helfen kann. Es soll dir Denkanstöße, Informationen zu Demenz sowie Validation und praktische Tipps geben, die dich weiterbringen.

Ich schreibe nicht um den heißen Brei herum. Deswegen ist es auch nicht dick.

1. Was ist Demenz?

Demenz ist eine Häufung von Symptomen verschiedener Krankheiten, in der Summe eine fortschreitende Verschlechterung von geistigen Fähigkeiten, entstanden durch Abnutzung, Verschleiß, Alterung oder lange einwirkende Schädigungen. Sie ist nicht heilbar, kann aber verlangsamt werden.

Es gibt verschiedene Arten von Demenz, etwa Alzheimer als häufigste Form, aber darauf möchte ich in diesem Buch nicht genauer eingehen, da alle diese Arten in den Schwierigkeiten/Symptomen sehr ähnlich sind.

Demenz verringert die Lebenserwartung nicht.

2. Wie äußert sich Demenz?

Demenz kann unterschiedliche Ausprägungen haben, je nachdem, wie sie fortgeschritten ist. Sie sind nicht bei jeder Erkrankten gleich, können sich sogar stark unterscheiden.

Es werden drei Stadien unterschieden, wobei der Verlauf bei jeder Erkrankten anders ist. Die Stadien sind unscharf voneinander abzugrenzen. Es kann passieren, dass die Betroffene länger in einem Stadium verharrt.

Es gibt das frühe Stadium, das mittlere Stadium und das späte Stadium.

Hier möchte ich dir die Auswirkungen/Symptome aufzeigen, die meiner Meinung nach am wichtigsten sind.

2.1 Vergesslichkeit

Meist ist zuerst das Kurzzeitgedächtnis betroffen; das Langzeitgedächtnis ist länger vorhanden.

Die Vergesslichkeit zeigt sich unter anderem in Kleinigkeiten wie vergessen, welches Essen es gab. Sie kann auch so weit führen, dass die Betroffenen manche Personen vergessen, vor allem solche, die sie erst seit kurzem kennen. Teilweise erinnern sie sich auch nicht an die eigenen Kinder oder sie verwechseln ihre Verwandten oder Freunde mit anderen Personen.

Die Vergesslichkeit ist meines Erachtens das Hauptproblem, aus dem die meisten anderen Schwierigkeiten hervorgehen.

2.2 Orientierungsprobleme

Oft kommt es – auch im Zusammenhang mit der Vergesslichkeit – zu Orientierungsproblemen.

Zeitliche Orientierung

Sehr oft habe ich erlebt, dass die Betroffene nicht weiß, wie spät es ist oder welche Tageszeit wir haben. Sie weiß nicht, welches Datum oder welches Jahr wir haben.

Örtliche Orientierung

Genauso oft bemerke ich, dass die Betroffene nicht weiß, wo sie ist (auch zu Hause nicht), oder wie sie zu Orten kommt, die ihr eigentlich bekannt sind.

Situative Orientierung

Teilweise weiß sie auch nicht, was gerade passiert, versteht die Situation nicht.

Orientierung zur Person

Relativ selten kommt es meiner Beobachtung nach auch dazu, dass die Betroffene nicht weiß, wer sie selbst ist.

Alle diese Orientierungsschwierigkeiten können natürlich unterschiedlich stark ausgeprägt sein und verschiedene Herausforderungen mit sich bringen, benötigen dann andere Hilfsansätze, aber dazu komme ich später noch.

2.3 Veränderung der Persönlichkeit

Meinem Erleben zufolge kommt es nicht so häufig vor, aber ich habe es schon öfter gehört, dass die Persönlichkeit der Erkrankten sich verändert. Beispielsweise kenne ich eine kranke Frau, die vorher ganz freundlich und geduldig war, aber nun während der Demenz sehr ungehalten und ungeduldig geworden ist. Sie wird teilweise sogar beleidigend. Natürlich kann auch der umgekehrte Fall auftreten.

2.4 Fähigkeitseinbußen

Was meine ich damit? Ich meine, dass die Erkrankte bestimmte alltägliche Fähigkeiten verliert. Dies geschieht meist im Zusammenhang mit der Vergesslichkeit.

Hier einige Beispiele:
- Nicht mehr oder nur eingeschränkt essen oder trinken können
- Schwierigkeiten beim Ankleiden
- Probleme bei der Körperpflege, also ungründliches oder kein Waschen, Zähneputzen, Rasieren, Nägelschneiden und so weiter.
- Das Schreiben oder Lesen kann beeinträchtigt sein

Vermutlich gibt es noch mehr Beispiele, aber ich denke, du hast es verstanden. Nur darum geht es, dass du es verstehst.

2.5 Schwierigkeit im Verstehen

Auch dies resultiert eher aus der Vergesslichkeit, so wie fast alles andere auch. Es geht hier darum, dass die erkrankte Person Sachverhalte nicht versteht. Beispielsweise begreift sie Erklärungen oder Informationen nicht. Egal, wie oft du es wiederholst oder wie einfach du es erklärst, es kann sein, dass dein Gegenüber es nicht versteht.

2.6 Veränderte Verhaltensweisen

Diesen Punkt hätte ich als Unterpunkt der Vergesslichkeit aufführen können, doch ich möchte es – wie alle Probleme – extra aufführen.

Was sind veränderte Verhaltensweisen? Sie haben Ähnlichkeiten mit den Persönlichkeitsveränderungen. Es kann sein, dass die Erkrankte, anstatt die Gabel in der rechten Hand zu führen, nun die linke Hand verwendet. Oder sie schmiert Joghurt statt Marmelade auf ihr Brot. Es kann auch sein, dass sich Hobbys verändern. Klar, dies kann auch bei Gesunden der Fall sein, aber ich rede davon, dass Hobbys die sie vorher gehasst hat, ihr nun den größten Spaß machen oder natürlich auch umgekehrt.

2.7 Sprachstörungen

Bei einer Demenz kann es zu Sprachstörungen kommen. Dies kann sich in Wortfindungsstörungen äußern oder im Ersetzen von Wörtern durch andere Wörter. Ich habe auch erlebt, dass die Betroffene stottert. Aber auch das Verstehen von Sprache kann eingeschränkt sein. Sowohl die Wörter als auch der allgemeine Inhalt können teilweise nicht verstanden werden.

Die Sprache, die am längsten erhalten bleibt, ist die Körpersprache, das heißt Mimik und Gestik.

Was ebenfalls länger erhalten bleibt, ist das Empfinden von Berührungen.

Wenn du die Sprache der Gefühle nutzt, um mit der Betroffenen zu sprechen, dann wird sie das verstehen und sich wohlfühlen.

Kurzer Nachtrag zu Punkt 2

Wenn die zuvor genannten oder auch andere Symptome auftreten, lass dich bitte nicht verunsichern. Es sind einfach nur Auswirkungen der Krankheit; sie haben nichts mit dir zu tun.

Ganz am Anfang der Erkrankung versucht die Betroffene oft, seinen Zustand zu vertuschen und »flunkert«, um nicht krank zu wirken. Auch diese Bemerkung ist keine Bosheit. Sie schämt sich einfach nur, geistig nachzulassen, oder will dich oder andere Verwandte/Freunde nicht belasten.

Zu einem späteren Zeitpunkt merkt die Erkrankte meist nicht mehr, dass sie krank ist, und streitet es ab. Es bringt dann nichts, sich zu streiten.

Zu Lösungsstrategien komme ich später.

3. Wie ist das Innenleben der Kranken?

Selbstverständlich kann ich nicht in die Gedanken der Betroffenen hineinschauen, aber ich habe Empathie und Erfahrungswerte. Diese möchte ich mit dir teilen.

Wie bereits bemerkt, verspürt die Betroffene anfangs Scham oder Schuldgefühle und natürlich auch Ängste. Dies weiß ich, da ich mit Erkrankten im Anfangsstadium gesprochen habe. Alle hatten Angst, sich an nichts mehr erinnern zu können oder wie ein Idiot zu wirken. Sie schämten sich wegen ihrer vermeintlichen Schwäche, obwohl sie nichts dafür konnten. Einige haben auch Schuldgefühle, entweder weil sie ihren Angehörigen nicht zur Last fallen wollen oder weil sie denken, sie im Stich zu lassen.

Ist die Krankheit schon weiter fortgeschritten, wird es deutlich schwieriger, herauszufinden, was im Inneren vor sich geht. Doch meine Erfahrungen im Umgang mit Demenzkranken zeigt mir, dass sie meist im Moment leben. Sie denken weniger an die Vergangenheit und noch weniger an die Zukunft. Natürlich hängt die Ausprägung immer vom Schweregrad der Erkrankung ab.

Sie denkt an das, was für sie im Moment relevant ist, und das ist nicht immer deckungsgleich mit der Wirklichkeit. Ihre Wirklichkeit ist oft anders; zum Beispiel lebt ihr verstorbener Ehepartner noch, oder sie wohnt in einer anderen Wohnung.

4. Welche Maßnahmen helfen zu Hause?

Zunächst ist es wichtig, dass sie Orientierungshilfen und Erinnerungshelfer bekommt. Das heißt konkret, mindestens einen Kalender sowie Uhren anzubringen, Familienbilder aufzustellen und diese eventuell zu beschriften. Ein Telefon – kein Handy – mit großen Tasten kann helfen, mit Kurzwahlen auf den einzelnen Zahlentasten. Wenn diese noch beschriftet sind, hilft ihr das ungemein. Im Prinzip kannst du alles beschriften. Mach dies aber bitte abhängig vom Schweregrad der Erkrankung. Wenn sie noch weiß, in welchem Schrank die Teller sind, brauchst du den nicht beschriften. Ansonsten kann dies schnell zur Verunsicherung oder zu schlechten Gefühlen der Erkrankten führen. Sie könnte denken, dass du sie für unmündig hältst.

Unterstützend kannst du mit der Erkrankten gemeinsam fördernde Spiele spielen wie Memory, Scrabble, Kreuzworträtsel, Quizze, aber auch Kartenspiele (um sich an die Regeln zu erinnern) und andere. Diese trainieren nicht nur das Gedächtnis, sondern machen auch noch Spaß.

Auch Zeitunglesen kann helfen. Zum einen steht dort immer das aktuelle Datum, zum anderen tagesaktuelle Themen. Diese können das Nachdenken fördern.

Viele Ältere machen gerne Kreuzworträtsel. Ein regelmäßiger Nachschub davon kann hilfreich sein.

Haushaltstätigkeiten wie das Kochen oder Wäschewaschen können gemeinsam erledigt werden.

Hatte die Betroffene bestimmte Hobbys, wie Korbflechten, Stricken, Häkeln, spielte ein Instrument oder ähnliches? Dies kann sie oft noch in fortgeschrittenen Stadien der Demenz tun.

Gemeinsames Singen von ihr bekannten Liedern fördert das Gedächtnis. (Erinnern an Text und Melodie). Dies gilt auch für das Vortragen und/oder Lesen von bekannten Gedichten. (Der Erlkönig? Der Zauberlehrling?)

Was davon der Erkrankten hilft, ist, wie bei allem, individuell. Orientiere dich an dem, was du über sie und von ihr weißt. (Was mag sie und was nicht?) Du kennst sie am besten.

5. Validation (Was ist das?)

Validation, also die »unbedingte Wertschätzung« ist eine besondere Kommunikations- und Verhaltenstechnik, speziell gegenüber dementiell erkrankten Menschen. Wohlbefinden und Autonomie der Erkrankten sollen erhalten und gefördert werden. Die Wirklichkeit der Betroffenen wird akzeptiert und angenommen. Die Erkrankten werden also ernstgenommen.

Sie sollte Stress reduzieren, das Selbstwertgefühl der erkrankten Person fördern, ihren sozialen Rückzug vermeiden und die Kommunikation verbessern.

Ich bin der Meinung, dass sie eine grundlegende Verhaltensweise gegenüber dementiell Erkrankten sein muss.

6. Wie wende ich Validation an?

Das Wichtigste ist, dass du die betroffene Person ernst nimmst und ihre Wirklichkeit akzeptierst.

Das heißt, wenn die Kranke glaubt, sie sei in einem Zirkus, obwohl sie zu Hause auf dem Sofa sitzt, dann ist sie in einem Zirkus. Das Beispiel ist natürlich überspitzt und dient nur der Verdeutlichung.

Ich weiß, dass es für dich nicht einfach ist, aber dies ist essentiell. Du sprichst dann mit ihr über die Manege, die Elefanten, Artisten, den Clown. Manchmal wirkt sowas etwas bizarr, aber es ist besser, als sich zu streiten.

Es ist auch wichtig, nicht zu lachen. Auch ich habe manchmal den Drang zu lachen, weil für mich diese Situation ungewollt lustig wirkt, aber wenn du das tust, fühlt sie sich nicht ernst genommen. Denn das ist wichtig: Nimm sie ernst.

Sei geduldig. Ich weiß: Es kann manchmal schwer für dich sein. Vor allem wenn du ein ungeduldiger Mensch bist. Aber stell dir mal vor, sie wiederholt einen Satz ständig oder fragt die ganze Zeit dieselbe Frage und du schreist sie an oder reagierst nicht. Dann wird sie wahrscheinlich ungehalten oder noch energischer, und das macht es dir umso schwieriger. Natürlich gelingt das nicht immer. Auch mir nicht. Aber versuche es.

Manchmal kann es dir auch helfen, sie abzulenken, das Gespräch in eine andere Richtung zu lenken. Am besten subtil. Wenn es beispielsweise um die Zirkuselefanten geht, dann versuche vielleicht, das Gespräch auf Elefanten in Afrika oder Indien zu leiten. Auch wenn es nicht dein Lieblingsthema ist, hast du zumindest Abwechslung, und das macht es dir leichter, geduldig zu sein. Mir hilft das. Oder du lenkst sie mit Spielen oder Hausarbeit ab.

Es kann natürlich passieren, dass die Betroffene erkennt, dass du sie ablenken möchtest. Das darfst du dann natürlich auch zugeben. Sonst fühlt sie sich nicht ernst genommen, und das ist wichtig.

Es gibt Patientinnen, die sich wie Kinder verhalten, weil sie geistig in ihrer Kindheit stecken. Dann darfst du mit ihr sprechen wie mit einem Kind. Sonst würde sie es wahrscheinlich nicht verstehen.

Wenn sie dich für eine andere Person hält, dann bist du diese andere Person, Punkt.

Ich hatte mal die Situation, dass eine demente Bewohnerin in der Ecke des Raumes ein wildes Tier gesehen hat und Angst davor hatte. Dann bin ich zu der Ecke gegangen und tat so, als wenn ich dieses Tier verscheuche und zur Tür hinaustreibe. Danach war es gut, und das Tier war für sie weg.

So oder so ähnlich musst du vorgehen, sonst machst du dir das Leben unnötig schwer.

Selbstverständlich kann es auch sein, dass dies nicht funktioniert. Dann ist die Devise durchhalten und geduldig sein. Das A und O: Sei geduldig.

Wenn du es nicht schaffst und an deine Grenzen kommst, hole dir Hilfe. Jemanden, der für dich einspringen kann, damit du Zeit zum Durchatmen hast. Dreißig Minuten wirken schon Wunder.

7. Welche Leistungen gibt es?
Ein Überblick

Was meine ich damit? Leistungen, die du beziehungsweise die Kranke in Anspruch nehmen können und die von der Pflegekasse bezahlt werden. Ich rede davon, dir professionelle Hilfe zu organisieren. So dass du Zeit für deine Privatsphäre hast. Nachfolgend werde ich dir einige Möglichkeiten vorstellen, wie du das erreichen kannst. Es kommt natürlich immer auch auf den Pflegegrad an, was euch zusteht. Am besten lässt du dich professionell beraten. Die Krankenkasse (Kranken) weiß oft Rat. Informiere dich.

Es ist keine Schande für dich, dir Unterstützung zu holen. Es hilft euch beiden. Natürlich ist nicht alles, was ich hier aufzähle, etwas für deine Angehörige. Oft kann es helfen, mehrere dieser Möglichkeiten zu kombinieren.

Probiert aus, was für euch am besten passt. Du wirst es in der Regel merken. Und nun meine Vorschläge.

Zu allen Vorschlägen gilt, dass die Pflegekasse dich sehr gut beraten kann.

Alle Zahlen die in meinen Vorschlägen folgen, habe ich vom Bundesgesundheitsministerium, Stand September 2022, übernommen.

Hier der QR-Code zur Webseite des Ministerium dazu: Die Leistungen der Pflegeversicherung im Überblick – Bundesgesundheitsministerium

7.1 Pflegedienst

Sicher hast du schon von einem Pflegedienst gehört. Pflegedienste sind eine sehr gute Hilfe, vor allem wenn du die Kranke in ihrer Wohnung wohnen lassen möchtest.

Das Angebot eines Pflegedienstes kann variieren, aber alle haben ein Pflegeangebot. Die Preise sind unterschiedlich. Frage unverbindlich nach. Sie werden dir Auskunft geben und genau erklären, was möglich ist.

Einige Pflegedienste bieten auch Hausreinigung an, was dir natürlich noch mehr Arbeit abnehmen würde.

7.2 Tages- und Nachtpflege

Ich konnte einige Erfahrungen in einer Tagespflege machen, da ich, als ich dies schreibe, bereits ein halbes Jahr in einer Tagespflege arbeite.

Ich habe Tages- und Nachtpflege zusammengeschlossen, da sie Ähnlichkeiten haben, sich aber in der Tageszeit unterscheiden.

Was ist Tagespflege? Tagespflege nennt man auch teilstationäre Pflege, da sie zwar in einer Einrichtung stattfindet, aber die Betroffene dennoch zu Hause wohnt.

Bitte verzeih mir diesen Vergleich, aber so kann ich es mir am besten vorstellen: Es ist wie ein Kindergarten für Erwachsene.

Das heißt, deine Angehörige wird morgens zur Tagespflege gebracht und nachmittags wieder nach Hause. In der Tagespflege wird sie professionell versorgt, sei es Betreuung, Pflege, Mahlzeiten, Medikamente richten und geben und im Idealfall ganz individuell auf sie zugeschnitten.

Sie verhindert die Vereinsamung der Demenzkranken, da diese regelmäßig mit anderen Älteren zusammenkommt.
Während dieser Zeit hast du die Möglichkeit, dich zu erholen, zu arbeiten oder für dich wichtige Dinge zu tun.

Die Pflegekasse (an die Krankenkasse angegliedert) gibt dir einen bestimmten Geldbetrag je nach Pflegegrad zur Tagespflege hinzu. Sie bezahlt die Pflege- und Betreuungsleistung sowie medizinische Aufwendungen. Kosten für Unterkunft und Verpflegung sowie Investitionskosten musst du grundsätzlich selbst zahlen.

Die Höhe der Geldleistungen der Pflegekasse hängt vom Pflegegrad ab. Je höher der Pflegegrad, desto mehr Geld bekommt die Kranke.

PG 2	689€
PG 3	1.298€
PG 4	1.612€
PG 5	1.995€

Maximaler Betrag pro Monat.

Dazu kann dir der Ansprechpartner für Tagespflege eine Beratung geben und noch genauer in die Details gehen.

Die Nachtpflege ist dasselbe, mit dem Unterschied, dass die Kranke über Nacht dort ist. Sie wird abends dort hingebracht und morgens wieder zurück nach Hause. Dies ist hilfreich, wenn deine Angehörige nachts viel wach ist und dich auf Trab hält. So kannst du nachts beruhigt schlafen, da du weißt, sie wird professionell betreut.

Tages- und Nachtpflege kann sehr gut mit ambulanter Pflege kombiniert werden, ohne dass finanzielle Nachteile entstehen.

7.3 Verhinderungspflege

Die auch Ersatzpflege genannte Pflege-, Urlaubs- oder Krankheitsvertretung kann in Anspruch genommen werden, wenn du für einen bestimmten Zeitraum verhindert bist – für beispielsweise eine Reha, Kur, Geschäftsreise, Urlaub.

Die Verhinderungspflege kann von der Pflegekasse bezahlt werden, wenn die Kranke mindestens den Pflegegrad 2 hat.

Des Weiteren musst du deine Angehörige mindestens sechs Monate zu Hause gepflegt haben, und du bekommst Pflegegeld, zur Unterstützung.

Die Pflegekasse zahlt maximal bis zu 1.612 € pro Jahr für Verhinderungspflege.

Verhinderungspflege kann in einer stationären Einrichtung wie einem Pflegeheim durchgeführt werden oder von einer professionellen Pflegekraft zu Hause.

Diese Maßnahmen kann eine Verhinderungspflege umfassen:
- Körperpflege (auch Mund- und Zahnpflege)
- Hilfestellungen bei Toilettengängen
- Einkaufshilfe
- Unterstützung bei Mahlzeiten (auch Zubereitung)

– Haushaltshilfe
– Richten der Medikamente und deren Gabe

Wichtig zu wissen ist: Sollte die Verhinderungspflege durch Verwandte oder Personen, die im selben Haushalt leben, durchgeführt werden, dann bezahlt die Pflegekasse etwa nur den 1,5-fachen Satz des Pflegegeldes. Also deutlich weniger.

Das Geld für die Verhinderungspflege bekommt die Betroffene. Damit kann sie die Kosten decken.

7.4 Kurzzeitpflege

Die Kurzzeitpflege findet in stationären Einrichtungen statt. Notwendig ist dafür mindestens der Pflegegrad 2.

Die Kurzzeitpflege kannst du in Anspruch nehmen, falls die häusliche Pflege zeitweise nicht oder nicht im erforderlichen Umfang durchgeführt werden kann. Zum Beispiel wenn du eine Reha oder Kur machst.

Oft wird eine Kurzzeitpflege im Anschluss eines Krankenhausaufenthaltes vorgenommen.

Die finanzielle Leistung der Pflegekasse beträgt bei Pflegegrad 2-5 1774 € für bis zu acht Wochen im Jahr.

7.5 Stationäre Pflege

Die stationäre Pflege sollte meiner persönlichen Meinung nach nur als letztes Mittel eingesetzt werden. Denn in der stationären Pflege wohnt die Betroffene in dieser Einrichtung und nicht mehr zu Hause. Sie hat dann auch keinen Anspruch mehr auf die vorigen Leistungen, da dies alles von der Einrichtung abgedeckt wird. Die Einrichtung übernimmt alles, von Pflege über Betreuung bis zur medizinischen Versorgung. Quasi all in one.

Die Pflegekasse zahlt auch hier pro Pflegegrad (ab PG 2) einen bestimmten Betrag.

PG 2	770 €
PG 3	1.262 €
PG 4	1.775 €
PG 5	2.005 €

Maximaler Betrag pro Monat.

Deckt das Geld von der Pflegekasse nicht die gesamte Pflegeleistung, so musst du einen gewissen Eigenanteil dazuzahlen. Dieser unterscheidet sich von Einrichtung zu Einrichtung.

Es gilt aber in jeder Einrichtung ein **einheitlicher Eigenanteil** für die Pflegegrade 2-5. Das heißt, dass

Betroffene im Pflegegrad 5 gleich viel zahlen wie im Pflegegrad 2.

7.6 Betreutes Wohnen

Betreutes Wohnen bedeutet, dass eine Erkrankte in einer eigenen Wohnung lebt, aber Hilfestellungen oder Pflegeleistungen beanspruchen kann, wenn nötig. Oft haben Betroffene einen Notfall-Knopf, mit dem sie im Notfall Hilfe anfordern können.

Es gibt einige Pflegeeinrichtungen, die zusätzlich betreutes Wohnen anbieten. Diese Wohnform ist teilweise mit ambulanten Pflegediensten und/oder Tagespflege kombinierbar.

7.7 Alternative Wohnformen

Es gibt verschiedene Wohnformen, die in einem relativ frühen Stadium eine gute Alternative zur eigenen Wohnung der Betroffenen sein können. Dies ist vermutlich für dich keine Option aber ich zähle sie hier ergänzend auf.

7.7.1 Service-Wohnen

Service-Wohnen hat Ähnlichkeiten mit dem betreuten Wohnen. Hier schließt die Betroffene nicht nur einen Mietvertrag, sondern auch einen Servicevertrag mit der Vermieterin ab.

In diesem Vertrag werden bestimmte zusätzliche Dienst- und Hilfeleistungen vereinbart.

7.7.2 Mehrgenerationenhäuser

Das ist genau das, wonach es klingt. Verschiedene Generationen (Jung und Alt) wohnen gemeinsam und können sich gegenseitig unterstützen.

7.7.3 Wohnen für Hilfe

Bei diesem Konzept wohnen Studentinnen in einer Wohnung oder einzelnen Zimmern. Sie zahlen weniger Miete, dafür helfen sie der älteren Person.

7.7.4 Pflege-WG

Das ist eine Wohngemeinschaft aus etwa Gleichaltrigen, wobei jede ihr eigenes Zimmer hat, aber alle sich gegenseitig unterstützen.

8. VdK

Der VdK (Sozialverband VdK Deutschland e.V.) ist ein bundesweiter Verein, der verschiedene Hilfestellungen bei der Pflege geben kann (unter anderem Beratungen). Es gibt in jedem Bundesland einen Landesverband.

Über diesen QR-Code gelangst du auf die Webseite des Vereins:
Über uns | Sozialverband VdK Deutschland e.V.